DOCTEUR G. FUSIER
Ancien externe des Hôpitaux de Lyon

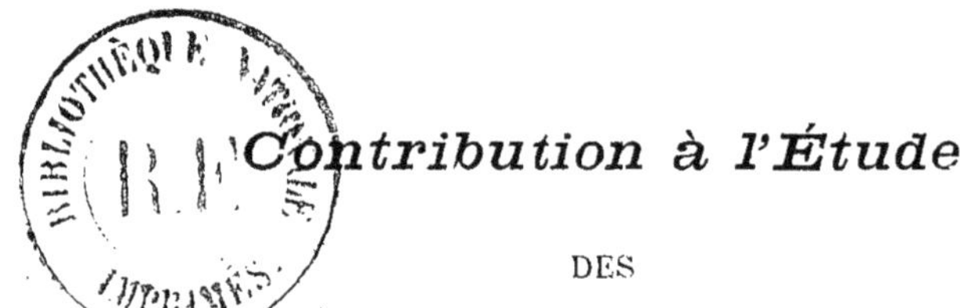

Contribution à l'Étude

DES

ŒDÈMES SYPHILITIQUES

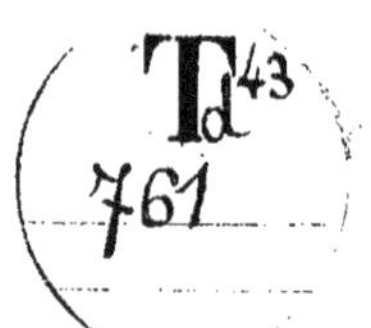

Contribution à l'Étude

DES

ŒDÈMES SYPHILITIQUES

Contribution à l'Étude

DES

ŒDÈMES SYPHILITIQUES

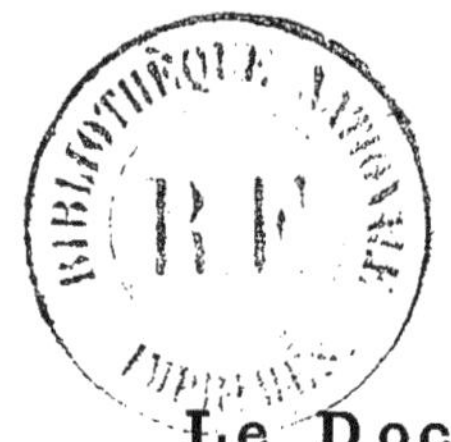

PAR

Le Docteur Gustave FUSIER

ANCIEN EXTERNE DES HOPITAUX DE LYON

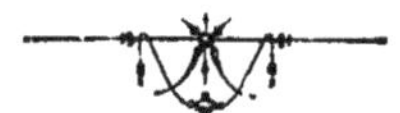

LYON

IMPRIMERIE PAUL LEGENDRE & Cie

Ancienne Maison A. WALTENER

14, rue Bellecordière, 14

1899

INTRODUCTION

On a accusé la syphilis de tous les méfaits ; on a prétendu qu'il fallait toujours songer à elle, même quand on n'en trouvait pas la trace, ce qui faisait dire à Rayer : « Quand je ne vois pas clair dans une affection, je flaire la vérole ». Les statistiques de M. Fournier d'abord, de M. Cordier ensuite, sont venues démontrer d'une façon évidente que, malgré l'interrogatoire le plus minutieux, il fallait s'attendre à ne trouver aucun antécédent dans plus de la moitié des cas. Les succès éclatants obtenus par l'iodure et le mercure, « ces deux remèdes héroïques », en ont confirmé l'exactitude, en même temps qu'ils ont prouvé l'origine syphilitique fréquente de certaines affections : d'où la notion courante d'instituer un traitement d'essai mercuriel, ioduré ou mixte, lorsqu'on a quelque raison de soupçonner la syphilis. C'est ce qu'ont fait quelques cliniciens en présence de certains œdèmes qui ne pouvaient être attribués à aucune autre cause : le résultat a répondu aux espérances, causant ainsi autant de joie au malade que de satisfaction au médecin. M. le professeur Teissier nous a communiqué deux observations de ce genre ; ajoutées aux rares autres qui ont été publiées jusqu'ici, elles nous ont permis d'esquisser une étude d'ensemble de l'œdème syphilitique, question intéressante au triple point de vue de la clinique, de la thérapeutique et de la pathogénie.

Mais, auparavant, nous tenons à rendre hommage à tous ceux qui nous ont honoré de leur affection, aidé de leurs conseils.

Nos remerciements iront tout d'abord à notre maître préféré, M. le professeur Teissier, à qui revient l'idée première de ce modeste travail. Durant les six mois que nous avons passés dans son service, nous avons pu apprécier sa grande bienveillance, qui n'a d'égale que son dévouement pour ses élèves. Nous avons retiré le plus grand fruit de son remarquable enseignement à l'Hôpital et à la Faculté ; aussi garderons-nous de lui le meilleur souvenir.

A M. le professeur Bondet, qui nous fait le grand honneur d'accepter la présidence de notre thèse, nous offrons le témoignage de notre plus profonde reconnaissance.

Nos maîtres dans les hôpitaux, et plus particulièrement MM. les docteurs Colrat, Chatin, Rochet et Vallas voudront bien croire qu'en les remerciant de leurs savantes leçons, nous ne nous conformons pas seulement à une ancienne et sage tradition, mais que nous remplissons le plus agréable des devoirs.

Merci également à M. le Dr Frenkel, professeur agrégé à la Faculté de Médecine de Toulouse, pour tous les renseignements qu'il a pu nous fournir.

Que M. le Dr Ballivet, de Gex, veuille bien recevoir aussi l'assurance de notre gratitude ; il a été pour nous un médecin dévoué, un conseiller éclairé, et nous sommes heureux de pouvoir compter sur lui, pour guider nos premiers pas dans la carrière médicale.

Enfin, en terminant, nous adressons un sincère hommage à tous nos amis, dont nous nous séparons à regret, et dont nous garderons le pieux souvenir.

DÉFINITION. — HISTORIQUE

Et, d'abord, qu'entendrons-nous par œdème syphilitique ? Evidemment nous ne ferons rentrer dans cette question ni la tuméfaction, parfois prononcée, qui déforme considérablement la partie atteinte, déterminant au prépuce, par exemple, une variété particulière de phimosis, ni celle qui accompagne les syphilides de la période secondaire ou les gommes de la période tertiaire. De même nous ne citerons la lymphite secondaire que l'on observe soit à la partie interne et supérieure du bras et des cuisses, soit même sur le tronc, et qui est d'une très grande importance diagnostique, que pour montrer l'action du virus syphilitique sur le système lymphatique ; cette lymphite se termine, du reste, toujours par la résolution. La question, telle que nous la comprendrons, sera pour ainsi dire plus médicale : nous désignerons sous le nom d'œdème syphilitique, l'infiltration séreuse du tissu cellulaire survenant chez un syphilitique indemne de lésion cardiaque, rénale ou hépatique et cédant rapidement au traitement spécifique.

Mais a-t-on le droit de décrire un œdème d'origine syphilitique, ou doit-on voir là une simple coïncidence ? La chose semble possible. L'hydropisie sans albumine ni lésions viscérales existe ; on décrit, en effet, des œdèmes primitifs ou essentiels, en comprenant dans ce groupe un certain nombre d'œdèmes qui constituent, en somme, toute la maladie, et ne peuvent être rapportés à aucun état morbide antérieur. Mais ce groupe a été démembré au fur et à mesure que se précisaient les notions étiologiques. Comme causes on a invoqué l'action du froid, l'action du rhumatisme, l'influence des infections ou des intoxications (plomb, alcool, empoisonnement par l'oxyde de carbone) ; le paludisme a été incriminé et on a décrit de véritables épidémies d'œdème paludéen. Les accoucheurs ont attribué l'anasarque de la grossesse sans albuminurie à une auto-intoxication gravidique ; enfin on a vu, dans d'autres cas, l'influence des affections nerveuses ou dyscrasiques. Par la force des choses on devait arriver à attribuer un rôle à la syphilis dans la production de certaines hydropisies qu'on ne pouvait expliquer ; l'honneur en revient à Hutchinson en Angleterre, à Tchirkoff en Russie, à M. le professeur Teissier en France. Peu importe, du reste, la façon dont agit la syphilis ; le fait seul qu'elle a une action pathogénique nous intéresse pour le moment.

Cette question est tout à fait contemporaine ; ce n'est qu'en 1876 qu'Hutchinson publia deux cas d'œdème lymphatique survenu chez des syphilitiques. Quelques années plus tard, en 1891, Tchirkoff, professeur de clinique à la Faculté de Kiew, fit la communication, au Congrès des médecins russes, à Moscou, de quatre cas d'œdèmes sans albuminurie et sans lésions apparentes des divers organes, ces œdèmes disparurent sous l'effet du traitement ioduré ; se basant sur ce fait il émit alors l'hypothèse qu'il s'agissait peut-être, dans ces cas, d'une névrite syphilitique des nerfs vasculaires. Tchernychew cita deux cas analogues où le traitement eut le même effet bienfaisant. *On jugea la question comme assez importante et délicate* pour la mettre à l'ordre du jour du futur Congrès des médecins russes, ce qui fut adopté à l'unanimité. Toutefois, l'opinion du professeur de Kiew ne tarda pas à soulever des objections : Gravirowski (1) prétendit que ses cas n'étaient pas purs, que l'étiologie n'était pas hors de discussion, et que les bons effets de l'iodure de potassium ne prouvaient pas la nature syphilitique de l'œdème. Puis, lui-même, qui semblait ne pas y croire, publia une observation d'œdème syphilitique localisé, d'origine nettement lymphatique, guéri par l'iodure de potassium. Peu de temps après (1895), Tchirkoff reprit la question au Congrès de Moscou, la présentant sous la rubrique : « œdèmes vaso-moteurs sans albuminurie » (2). En même temps qu'il exposa la pathogénie de ces œdèmes, il en fit l'étude clinique, en apportant à

(1) Gravirowski. — *In Vratch*, 1893, n° 30.
(2) *Revue de Médecine*, 1895.

l'appui six cas d'œdème généralisé (lui seul a eu l'occasion d'en voir), les uns aigus, les autres chroniques. Nous nous inspirerons de cette communication, la plus importante qui ait été faite sur ce point, pour la composition de notre travail, tout en mettant à contribution une leçon que M. le professeur Teissier a faite, dans le cours de l'année dernière, à sa clinique de l'Hôtel-Dieu. Dans cette leçon, M. Teissier a fait l'étude des œdèmes lymphatiques, et s'est efforcé de démontrer que la syphilis, aussi bien que le rhumatisme, en étaient la cause la plus fréquente. A ce propos il a relaté deux cas dont il a pu suivre l'évolution complète, et dont nous reproduisons l'histoire *in extenso.*

Enfin nous avons pu recueillir, dans la *Loire Médicale* de 1898, une observation d'œdème syphilitique que nous relaterons aussi.

Nous rapporterons d'abord ces observations, puis, en nous basant sur elles, nous ferons une étude clinique des œdèmes syphilitiques dont nous discuterons l'origine dans un dernier chapitre.

OBSERVATIONS

OBSERVATION I

(Hutchinson, 1876) (1).

Dans le cas suivant nous avons un exemple d'œdème énorme, dur, de toute la jambe, remontant jusqu'à la cuisse, et se rencontrant chez une malade syphilitique, comme conséquence d'une contusion légère du pied.

En juin 1871 je vis, avec M. Cornélius Garman, de Bow, un cas bien curieux d'œdème persistant, non symétrique. Notre malade était une femme maigre, nerveuse, d'environ 42 ans, la femme d'un capitaine de vaisseau ; la jambe gauche était excessivement enflée, la peau lisse et épaisse. Autour du pied, il y avait des traces de congestion, mais vers la cuisse, où l'œdème était aussi apparent qu'au niveau de la jambe, la peau était tout à fait pâle. La circonférence de la cuisse malade présentait cinq pouces de plus que celle du côté opposé et la malade prétendait qu'un an auparavant son membre était encore plus gros qu'à l'heure actuelle. Les orteils et le pied étaient relativement moins enflés ; l'œdème commençait au niveau du cou-de-pied et allait en augmentant jusqu'à la cuisse gauche. Pas trace d'œdème sur l'autre jambe. Mme B... nous dit qu'il était survenu à la suite d'une légère meurtrissure du cou-de-pied occasionnée par un appareil à recueillir les cendres. Elle nous montra la place exacte de la

(1) *The Lancet*, 26 août 1876. — Observation traduite avec le concours de notre ami le Dr Guffon.

blessure et dit que l'enflure commença aussitôt après le coup bien qu'il n'y eût jamais contusion, ni blessure au vrai sens du mot. Dix-huit mois s'étaient écoulés depuis ce petit accident et, bien que la jambe se fût améliorée pendant un certain temps, elle n'était jamais revenue à sa forme première.

Mme B... se plaignait beaucoup de vives douleurs dans différentes parties du membre ; elle n'observa ni cordon lymphatique, ni hypertrophie ganglionnaire. A plusieurs reprises elle avait été obligée de rester au lit pendant quelques jours, l'enflure étant alors plus grosse que d'ordinaire, mais sans retirer jamais plus qu'un bénéfice temporaire de sa position horizontale ; son membre était plus volumineux après une promenade. M. Garman me dit qu'il pensait qu'elle avait coutume de boire des alcools, et que sept ans auparavant elle avait été atteinte de syphilis dont il me montra quelques stigmates. Dans ces dernières années, elle n'avait présenté aucun symptôme imputable à la syphilis, et avait joui en somme d'une parfaite santé.

En décembre 1872, M. Garman fut assez aimable, en réponse à ma demande, de m'informer de ce qu'était devenue l'affection. Nous avions décidé l'emploi de l'iodure de potassium à l'intérieur, et comme usage local une pulvérisation, insistant aussi pour qu'elle restât au lit le plus possible. L'iodure le dégoûta ; il fut remplacé par de petites doses de mercure. Sous l'effet du traitement la jambe s'améliora tant qu'elle revint presque à son état normal.

Après être demeurée en bonne santé pendant quelques mois, une rechute arriva et une grande enflure se produisit de nouveau ; la malade, à la date de la lettre de M. Garman, était en voyage en Australie.

En 1873, Mme B... vint de nouveau à moi, avec M. Garman, porteur d'un ulcère syphilitique profond sur le bras gauche, ulcère dont elle se guérit presque aussitôt, par l'usage de l'iodure et du mercure. Sa jambe gauche était encore plus grosse que l'autre, ce qui était dû à une augmentation temporaire de l'œdème.

Cette observation est tirée d'une leçon clinique d'Hutchinson sur la pathogénie de l'œdème, et plus particulièrement sur l'origine lymphatique de certains œdèmes. Elle serait absolument concluante, si elle faisait mention de l'absence de l'albumine dans les urines. Mais l'auteur ayant dit, au début de sa leçon, qu'en présence de toute hydropisie il fallait toujours songer à une affection du cœur et du rein, tout porte à croire que l'examen des urines aussi bien que l'examen des divers organes n'a rien révélé d'anormal.

OBSERVATIONS II, III, IV, V

(Quatre cas d'œdèmes non albuminuriques (Tchirkoff) (1).

1er *cas.* — Femme 35 ans ; apparition brusque de l'œdème qui atteint le milieu de la cuisse. Urines augmentées de quantité sans albumine ; rien du côté du cœur et du sang. Du côté du système nerveux rien d'anormal, excepté des douleurs nerveuses. L'administration de l'iodure de potassium donne un résultat brillant : les œdèmes disparaissent rapidement.

2e *cas.* — Paysan de 34 ans ; l'œdème arrive à l'abdomen. Le cœur et le système nerveux sont normaux bien que l'onde du pouls ait des caractères qu'on observe quand le système artériel est peu rempli et quand le cœur est très excitable. Pas de syphilis dans les antécédents, et cependant l'iodure de potassium a donné ici encore des résultats brillants.

3e *cas.* — Pas tout à fait pur. Homme de 25 ans, sujet antérieurement à des névrites périphériques ; dans ce cas aussi l'iodure de potassium donne un bon résultat.

4e *cas.* — Homme de 35 ans, habitant un endroit marécageux, et atteint probablement de paludisme. Pas de syphilis, ni névrites, ni alcoolisme. Le malade se présente avec des œdèmes malléolaires ; à part cela, rien d'anormal. Les premiers temps

(1) IVe Congrès des Médecins russes, compte rendu *in Vratch*, 1891, n° 6.

l'auteur ne prescrit pas d'iodure, mais du fer; avec ce traitement l'œdème monte jusqu'à l'abdomen en une semaine et demie. L'administration de la quinine, de l'arsenic et de la digitale a le même résultat négatif, si bien qu'en un mois et demi les œdèmes occupent non seulement les membres inférieurs et la cavité péritonéale, mais encore les cavités pleurales et péricardiques. L'auteur a alors recours à l'iodure de potassium et les œdèmes disparaissent rapidement.

En se basant sur les effets du traitement iodique, l'auteur émet l'hypothèse qu'il s'agit peut-être dans ces cas, d'une névrite syphilitique intéressant les nerfs vasculaires.

OBSERVATIONS VI, VII

(Deux cas analogues de Tchernychew.)

1° Le premier concerne un homme dont les antécédents sont chargés d'une syphilis grave et d'une anémie ; les œdèmes étaient considérables, mais disparurent, sous l'influence de l'iodure de potassium, en deux semaines.

2° Dans le deuxième cas où la syphilis était douteuse, l'œdème atteignit le milieu de la cuisse. L'iodure de potassium donna un excellent résultat.

OBSERVATION VIII

(Gravirowsky) (1).

T..., paysan, entre dans l'hospice de la prison de S..., le 3 mars 1892, pour une diarrhée. L'examen révèle qu'une jambe est plus grosse que l'autre et moins libre dans ses mouvements. En effet, la jambe gauche est œdématiée et, dans toutes ses parties, une fois et demie à deux fois plus grosse que l'autre, surtout le pied. La peau de la jambe est de couleur normale, mais un peu plus pâle que l'autre. Nulle part on ne trouve ni

(1) *Vratch*, 1893, n° 30.

hyperémie, ni fissures, ni dilatation veineuse. Toutes les parties de la jambe présentent la même consistance ; le doigt fait apparaître une dépression assez profonde qui persiste pendant longtemps. Ganglions lymphatiques de l'aine gauche fortement augmentés, indolores, présentant un empâtement élastique, homogène, mobiles, non confluents et non adhérents à la peau. Au-dessus des ganglions la peau a conservé sa couleur normale. Les mouvements de la jambe sont gênés. Dans ses essais à marcher, et même à l'état de repos, le malade éprouve une douleur sourde et vague. Il a fait la dernière étape avec beaucoup de difficultés. La jambe droite est normale, les ganglions inguinaux droits sont légèrement augmentés de volume.

Les organes génitaux n'offrent rien d'anormal.

C'est un jeune homme de 21 ans, mal nourri. Urines : 1 litre par jour, ne contiennent ni albumine, ni rien de pathologique.

Organes viscéraux normaux. L'œdème apparut il y a une semaine et demie.

On prescrit un traitement contre la diarrhée, puis un diurétique (caféine) et des frictions au niveau des ganglions avec la pommade à l'iodure de potassium. Au bout de quatre jours la diarrhée disparaît, l'appétit s'améliore et l'état subjectif est bon. Mais l'œdème de la jambe augmente et la quantité d'urine reste la même. Cette augmentation de l'œdème attire l'attention du médecin qui trouve que les ganglions ont encore augmenté de volume. Entre les ganglions et au-dessous d'eux, on sent un réseau de cordons ronds, fermes et élastiques, légèrement noueux, qu'on reconnaît être des vaisseaux lymphatiques. Les ganglions des autres régions accessibles à la palpation, à savoir les ganglions sous-occipitaux, cubitaux, sous-maxillaires, inguinaux droits sont légèrement tuméfiés et présentent les mêmes caractères que ceux de l'aine gauche. Sur la jambe droite on trouve trois cicatrices de la grandeur de 10 kopecks, pâles, déprimées, atrophiques et une cicatrice analogue sur la jambe gauche. Les recherches d'autres stigmates syphilitiques restent infructueuses ; les anamnestiques sont pauvres en renseignements. Le malade nie la syphilis et l'alcoolisme ; il y a cinq ans, il a souffert de douleurs dans les jambes, vers la même époque il aurait eu des plaies aux jambes, qui n'auraient pas eu une longue durée. Les cicatrices présentent les caractères de l'etchyma syphilitique, c'est ce qui fait penser que la lymphadénite et la lymphangite sont également de nature syphilitique. Aussi l'auteur prescrit-il l'iodure de potassium à l'intérieur et des frictions mercurielles, en outre de l'opium pour prévenir la diarrhée iodique. L'effet est considérable ; au bout de cinq à six jours l'œdème de la jambe diminue notablement et, vers le 19e jour, disparaît complètement. Sur les instances du malade, il sort le même jour ; les vaisseaux lymphatiques n'étaient plus perceptibles à la palpation et les ganglions avaient diminué de volume.

L'auteur n'a plus revu le malade (1).

OBSERVATION IX

(Inédite (2)

(Due à l'obligeance de M. le professeur Teissier.)

Marie R..., 22 ans, domestique, entre, le 22 juin, aux 3es Femmes.

Le père de la malade est mort d'une pneumonie, la mère est en bonne santé ; neuf frères et sœurs en excellente santé, un seul ayant succombé, à l'âge de 5 ans, d'une affection indéterminée, en 3 jours, sans avoir eu de convulsions.

Dans les antécédents personnels on ne relève aucune maladie grave dans l'enfance ou l'adolescence, toujours bonne santé. Les règles sont venues à l'âge de 13 ans, et, depuis, ont toujours été régulières. Pas de rhumatisme, d'alcoolisme, de syphilis avouée, d'impaludisme, jamais de grossesse.

En 1888 elle quitte la campagne, qu'elle avait habitée jusqu'alors et vient se placer à Lyon. A partir de ce moment sa santé commence à décliner. En 1889, elle prend la fièvre typhoïde qui dure un mois et demi et dont elle guérit très bien.

En 1890 elle est de nouveau malade, elle ressent des vertiges

(1) Nous devons toutes ces observations russes à l'extrême obligeance de M. le Dr Frenkel, professeur agrégé à la Faculté de Médecine de Toulouse.

(2) Observation rédigée par M. le Dr Artaud, alors interne du service.

fréquents, a des bourdonnements d'oreilles, des troubles digestifs, une céphalée persistante ; les règles deviennent irrégulières, très pâles, sont même supprimées pendant quelques mois. En même temps elle prend de l'œdème au membre inférieur gauche et une phlébite se déclare. A ce moment, elle entre à l'Hôtel-Dieu, où elle est soignée pour une chlorose. Elle prend du fer, du quinquina et garde le repos au lit par suite de sa phlébite. En trois semaines un mieux très sensible se produisant dans son état, elle quitte l'hôpital et reprend son travail de domestique. Toutefois elle n'était point encore complètement guérie. Depuis ce moment, elle dit n'avoir jamais recouvré la santé d'une façon complète et être restée sujette à des maux de tête, des troubles digestifs et surtout une faiblesse générale extrême. De plus des palpitations auraient apparu à cette époque, persistant encore aujourd'hui et se manifestant surtout dans les courses rapides, les actes fatigants, la montée des escaliers. Les règles sont revenues régulièrement et leur apparition n'amène aucune modification du côté de la circulation. Elle ne toussait pas, n'eut jamais d'hémoptysie.

Au mois de décembre 1893, nouveau séjour à l'Hôtel-Dieu : elle est soignée à ce moment pour une pleurésie légère. On lui met quelques vésicatoires et elle sort complètement guérie au bout de quinze jours.

A ce moment elle entre comme domestique dans une place où elle a beaucoup de travail. En plus de la cuisine elle frotte les appartements, lave le linge, se couche tard et se lève de grand matin. Néanmoins, elle se portait assez bien, quand, il y a deux mois, elle fut prise de malaises particuliers. Des douleurs très vives, survenues brusquement dans les articulations du genou, la gênent pour marcher; cependant elle continue son travail. La douleur spontanée et exagérée par la palpation occupait surtout les épiphyses tibiales et fémorales. Aucune trace de gonflement ni de rougeur. C'était surtout le soir que les phénomènes douloureux étaient manifestes et que l'impotence se faisait sentir

Jamais d'œdème remarqué.

Aucun trouble, à ce moment, des voies respiratoires, cardiaques; pas de phénomènes nerveux ou rénaux. Quelques troubles digestifs: anorexie, nausées, pas de vomissements. Sans aucun traitement, sous l'influence seule d'un surmenage moins considérable, d'un léger repos, tout s'amende et disparaît en une huitaine de jours. Elle se remet bien, la santé revient complètement.

Vers la fin du mois de mai dernier (1894) des malaises reviennent: vertiges, céphalée s'accompagnant de troubles visuels: brouillards, mouches volantes; pas de diplopie. En même temps les fonctions digestives sont troublées, anorexie, pesanteur après les repas, constipation. Néanmoins, l'appétit n'est pas perdu, ni même diminué. La malade ne tousse pas et n'accuse encore aucune souffrance localisée en aucun organe.

C'est à ce moment qu'un œdème apparut aux membres inférieurs, occupant les deux jambes et un peu plus marqué le soir ou après une station verticale prolongée, une marche un peu longue... Aucune douleur à ce niveau, sinon la gêne due à l'augmentation du volume des membres.

C'est pour se débarrasser de cet œdème qu'elle vient à l'Hôtel-Dieu. A l'entrée, la malade est loin d'avoir un état général affaibli : c'est une grande et belle fille, grasse, aux muscles fermes, bien colorée, ayant toute l'apparence d'une santé robuste.

Aux membres inférieurs, de l'articulation du genou à celle du cou-de-pied, œdème considérable. Les jambes sont extrêmement volumineuses, la tuméfaction est dure, ligneuse, aucune douleur, soit spontanément, soit à la pression. Les pieds, eux aussi, sont envahis par cet œdème. L'empreinte du doigt, à la suite de la pression, est mal gardée : il se dessine un léger godet qui persiste longtemps.

On ne relève aucune trace de phlébite dans les membres inférieurs, aucun empâtement du côté des cuisses, aucune douleur abdominale; rien du côté des organes génito-urinaires.

Cœur. — Pas d'hypertrophie du muscle cardiaque; les battements sont très réguliers et l'auscultation ne perçoit aucun bruit anormal. Pas de souffle anémique, aucune modification du rythme ou du timbre.

Poumons. — Bonne respiration. Pas de dyspnée ni de toux. Aucun signe pathologique à l'auscultation.

Légère constipation cédant facilement sous l'influence des lavements ou des purgatifs.

Urines. — Coloration normale : pas de polyurie, la malade ne se lève pas la nuit pour uriner.

Aucune trace d'albumine.

On prescrit à la malade le repos absolu et on donne un régime tonique.

Pas de température.

28 juin. — Sous l'influence du repos au lit, l'œdème des membres inférieurs a beaucoup diminué. La malade ne ressent aucun malaise.

A l'examen des jambes, on sent, à travers les téguments assouplis par la diminution du liquide œdémateux, des nodosités périostiques. Celles-ci, de la dimension d'une tête d'épingle à un pois, occupent la face antérieure du tibia : elles sont fixes, non douloureuses spontanément ou à la pression ; elles se succèdent sans ordre de haut en bas.

Ces phénomènes font songer à des accidents spécifiques, survenus il y a plus ou moins longtemps, soit à l'insu de la malade, soit niés par elle. On examine la gorge et on trouve, dans le pharynx, sur l'amygdale droite, deux ou trois plaques grisâtres, à bords dentelés, tranchant nettement sur la teinte rose rouge de la muqueuse. Aucune douleur pendant la déglutition.

On recherche d'autres signes de syphilis et on trouve un chapelet ganglionnaire très développé du côté de la nuque, ainsi que plusieurs petits ganglions durs, indolores dans les aînes. Après un nouvel interrogatoire, la malade déclare n'avoir jamais remarqué d'éruption sur son thorax, ni de chute des cheveux.

Néanmoins, les probabilités en faveur de lésions secondaires de syphilis paraissent s'affirmer, et on donne le sirop de Gibert.

1er juillet. — La malade continue à avoir un excellent état général ; l'état de la gorge s'est sensiblement modifié ; les plaques muqueuses ont presque complètement disparu. Quant à l'œdème des membres inférieurs, il n'en reste aucune trace.

Urines. — Toujours aucune trace d'albumine. Le traitement par le sirop de Gibert et les toniques est continué ; on permet à la malade de se lever, d'aller à la cour.

4 juillet. — La maladie a disparu; tout va bien. La malade, ces jours-ci, est restée debout toute la journée, montant et descendant les escaliers. Elle n'a ressenti aucune douleur dans les membres inférieurs, n'a eu aucune gêne dans ses mouvements et l'œdème n'est pas revenu. Le soir, en se mettant au lit, les jambes ne présentent aucune trace d'enflure.

8 juillet. — La guérison s'est maintenue.

En présence de ces faits on peut facilement reconstituer l'histoire de la malade au point de vue syphilitique. Après sa dothiénentérie de 1889, elle contracte la syphilis qui se manifeste, chez elle, par des troubles généraux, aboutissant bientôt à un état chlorotique marqué. La phlébite qui évolue au cours de cette chlorose doit être rapportée à la même infection. Sous l'influence d'un régime reconstituant, elle se remet; mais ayant recommencé un travail fatigant, elle demeure toujours faible et sujette à de nombreux malaises, allant et venant. Une pleurésie vient encore diminuer la résistance que sa constitution robuste a opposée jusqu'alors au germe syphilitique, malgré l'absence de tout traitement spécifique. Mais elle se surmène physiquement et surtout a peu de sommeil; les accidents reviennent, se manifestant principalement par des troubles dans l'état général plus que par des phénomènes locaux. Le rhumatisme syphilitique se manifeste dans les articulations du genou; elle se repose et tout disparaît.

Elle reprend son travail, les malaises reviennent, et c'est alors l'œdème qui apparaît et l'amène à l'hôpital. Le repos fait diminuer l'enflure un peu spéciale qu'elle présentait; les nodosités tibiales font soupçonner la syphilis, l'examen de la gorge montre les plaques muqueuses révélatrices, enfin la disparition complète des lésions tonsillaires et de l'œdème des membres inférieurs sous l'influence du sirop de Gibert confirme le diagnostic de l'origine syphilitique de toutes ces lésions.

OBSERVATION X

(Inédite.)

(De M. le professeur Teissier.)

Mme X..., de R..., 30 ans. Toutes les apparences extérieures de la santé. Aucun antécédent héréditaire.

Vers 1861, elle vient à Lyon, consulter M. Teissier, avec un œdème volumineux et symétrique des deux membres inférieurs. Elle est très émue, car elle a entendu dire que les œdèmes ne se voyaient que dans les maladies du cœur ou des reins ; M. Teissier l'examine avec grand soin. On ne trouve pas d'albumine dans les urines explorées à deux reprises différentes (urines du matin et urines de l'après-midi).

Rien au cœur : ni hypertrophie, ni dilatation, ni trouble quelconque du rythme cardiaque. Mais, comme la malade accuse quelques vagues antécédents rhumatismaux (antécédents de famille, douleurs lombaires ou articulaires peu marquées ou passagères), le diagnostic d'œdème rhumatismal est porté. La malade est rassurée sur le pronostic de son affection et va faire une saison à Bourbon-Lancy, sur sa demande, avec recommandation d'être très prudente dans le traitement et d'éviter particulièrement les douches, et notamment les douches sur la région lombaire. Malgré ce conseil, elle se soumit à un traitement hydrothérapique assez énergique et, notamment, reçut des douches sur la région des reins. Après cette saison d'eaux, l'œdème a augmenté et monte jusqu'à mi-cuisses. Il est très pâle, le doigt y laisse une empreinte, mais il y a une rénitence toute particulière ; le doigt marque bien, mais la peau déprimée revient vite sur elle-même. Un nouvel examen des urines montre alors de l'albumine, dont la quantité ne dépasse pas 0,20 à 0,30 centigrammes par litre. Il y a, en même temps, des douleurs lombaires, et la malade voit la cause de tous ses maux dans les douches trop énergiques qu'elle a reçues sur la région lombaire. C'est depuis ces douches, en effet, que l'œdème a augmenté et que sont survenues les douleurs dans la région des reins. Le diagnostic primitif semble alors singulièrement douteux et l'on revient à l'hypothèse d'une néphrite latente dans laquelle l'albuminurie aurait été précédée par l'œdème. Il est incontestable, en effet, que l'œdème avait devancé de plusieurs mois l'albuminurie: d'ailleurs, sous l'influence d'un peu de repos et d'un régime mixte, l'albuminurie disparut rapidement et l'œdème persista.

On revient alors à l'hypothèse d'un œdème rhumatismal suivi, sous l'influence de la douche, d'une fluxion rénale passagère ayant, en définitive, la même origine que la fluxion œdémateuse des membres inférieurs. Mais cette façon d'envisager les choses fut bientôt modifiée par la malade, qui se plaignit, quelques jours après, d'un « bobo » au voile du palais. C'était un commencement de perforation du voile. Ce fut un trait de lumière; la syphilis avait produit l'œdème, puis l'albuminurie, puis la gomme palatine, mais, selon l'avis de M. le professeur Teissier, on ne pouvait attribuer à une néphrite syphilitique, même légère, l'œdème volumineux constaté longtemps avant l'apparition de l'albuminurie et son origine mécanique n'était plus douteuse, quand on aperçut de gros ganglions lymphatiques à la racine des membres atteints.

La malade fut mise au sirop de Gibert et, trois semaines après, l'œdème et l'hypertrophie ganglionnaire avaient disparu.

Cette observation n'est peut-être pas absolument pure, la malade ayant présenté, à un moment donné, de l'albumine dans ses urines. Cependant la lésion rénale passagère ne semble pas avoir été la cause de l'œdème qui a précédé de quelques mois l'apparition de l'albumine. Certes, la chose est possible, témoin le cas de Tardieu (1); il s'agissait d'un malade

(1) *Bulletin Société anatomique*, 15e année, 1841, p. 95.

atteint d'anasarque, suite de scarlatine, et qui n'offrit d'abord aucune trace d'albuminurie. Il sortit de l'hôpital convalescent, mais conservant encore un peu d'infiltration; cinq semaines après, il revint, atteint d'anasarque, d'ascite et d'une albuminurie très marquée.

Mais il est beaucoup plus simple d'expliquer l'albuminurie passagère qu'a présentée notre malade, à un moment donné, par la congestion rénale consécutive au traitement par les douches sur la région lombaire. Du reste, la disparition de l'albumine n'a pas amené la disparition de l'œdème qui, au contraire, a cédé très vite au traitement spécifique.

OBSERVATION XI

M. Henry, interne de M. le docteur Cénas, de St-Etienne (1).

Louis C..., 19 ans, mineur, entre à l'Hôtel-Dieu, au pavillon Robert, le 12 octobre 1897.

Pas de maladie vénérienne antérieure.

Il y a trois mois, chancre syphilitique sur la face dorsale du gland, au niveau du sillon balano-préputial. On retrouve encore à ce niveau une induration légère. Adénite inguinale avec ganglions petits, en chapelet.

Depuis deux mois, céphalée assez vive. Le malade dit avoir eu des plaques muqueuses aux lèvres et aux commissures labiales ; elles sont, aujourd'hui, guéries. Il présente, depuis huit jours, sur les bras, les jambes et le tronc, de nombreuses syphilides légèrement papuleuses, de couleur caractéristique. Ces papules ont la grosseur d'une lentille, disparaissant légèrement par la pression. Quelques-unes sont le siège d'une desquamation furfuracée. Le cuir chevelu est indemne.

23 octobre. — On constate l'apparition d'œdème sur les jambes, de bouffissure de la face.

(1) *Loire Médicale*, 15 avril 1898, n° 4.

Aux jambes, l'œdème a une topographie assez spéciale. Bilatéral, il s'étend sur le membre inférieur droit du cou-de-pied, à deux travers de doigt au-dessus du genou, dépassant un peu cette limite du côté de la cuisse, sur le membre inférieur gauche.

Il reste localisé à la face antéro-externe de la jambe, s'atténuant progressivement jusqu'à la disparition complète au mollet. Les téguments, dans l'intervalle des syphilides papuleuses, sont luisants et légèrement rosés. A ce niveau, la pression, absolument indolore, détermine aisément le godet caractéristique.

A la face, la bouffissure, uniformément répartie, sans coloration particulière, s'atténue insensiblement à la région cervicale.

L'examen du malade est négatif ; pas de lésion à laquelle puisse se rapporter cet œdème.

Pas de lésions ulcéreuses des membres inférieurs, pas de trace de phlébite ni de lymphangite. Les articulations des membres inférieurs ont leur fonctionnement normal ; on ne trouve aucun épanchement.

Les parties sous-jacentes à l'infiltration séreuse ne présentent aucun point douloureux. Les fonctions rénales sont normales : il n'y a pas d'albumine dans les urines. On ne trouve rien du côté du foie, rien du côté du cœur.

D'autre part, on ne découvre rien dans les antécédents du malade, aucune cause d'intoxication, aucune manifestation diathésique.

On continue, le traitement spécifique : frictions avec 5 gr. d'onguent mercuriel, iodure de potassium à l'intérieur.

30 octobre. — L'œdème tend à disparaître, l'éruption persiste.

15 décembre. — L'œdème a disparu, l'éruption est en voie de guérison. Aucun accident de muqueuses. Le malade quitte l'hôpital.

29 janvier 1898. — Nouveau séjour au pavillon Robert. Plaques muqueuses de la gorge et des lèvres. Céphalée. Chute des cheveux.

Sur les membres, larges syphilides papulo-squameuses. La face est légèrement bouffie.

Sur les membres inférieurs, on retrouve l'œdème constaté lors du premier séjour à l'hôpital. Mais il est moins accusé et fait presque complètement défaut sur le membre inférieur gauche.

Sur la jambe droite, ses caractères n'ont subi aucune modification ; coloration luisante et légèrement rosée, formation du godet facile et indolore.

On recommence le traitement spécifique.

3 février. — L'œdème tend à disparaître. La coloration rosée n'existe plus. La bouffissure de la face persiste.

10 février. — Il ne reste à la jambe droite qu'une légère infiltration dans laquelle on ne peut que difficilement imprimer un godet. La bouffissure de la face a moins de tendance à la régression.

Nouvel examen des urines. Pas de trace d'albumine.

L'action du traitement spécifique sur l'éruption secondaire est lente, ses caractères ont à peine changé.

19 février. — Tout œdème a disparu. Les accidents muqueux sont guéris, l'éruption cutanée est en voie de guérison.

19 mars. — Le malade quitte le service. Pigmentation brune des téguments au niveau des syphilides.

Dans ce cas particulier, l'apparition de l'œdème a été tout à fait précoce et a suivi de très près celle des syphilides papuleuses.

Cette observation a au moins l'avantage de prouver que l'hydropisie peut fort bien ne pas rester localisée aux membres, qu'elle peut envahir la face, par exemple.

Les observations suivantes, tirées de la communication de Tchirkoff, en 1895, et que nous avons recueillies dans la *Revue de Médecine* de la même année, sont encore plus concluantes à cet égard. Ce sont celles des malades qui ont présenté de grands œdèmes, survenus rapidement chez les uns, lentement chez les autres.

Nous relaterons cinq de ces observations : les trois premières à évolution rapide, les deux autres à évolution lente. L'auteur n'a, du reste, observé que six cas de ce genre.

OBSERVATION XII

Tckirkoff (1).

K..., israélite, âgé de 48 ans, domicilié à Kiew, marchand d'étoffes, homme aisé ayant un bon logement. Marié, père de trois enfants bien portants ; vit modestement, n'a jamais bu de vin, ne fume point. Marié à l'âge de 18 ans. A l'âge de 27 ans, une fièvre intermittente qui a duré quinze jours, et dont il a été complètement guéri.

En 1887, à l'âge de 45 ans, il s'est adressé à moi, se plaignant de mauvaises digestions et de diarrhée ; il est d'une bonne constitution et gros. Je fis le diagnostic de gastrite, colite et un peu d'insuffisance pylorique.

Les urines ne contiennent ni albumine, ni sucre ; les poumons, la plèvre, le cœur, le système nerveux ne sont point modifiés.

De 1887 à 1890, le malade s'est souvent adressé à moi, puis il a paru guéri.

Le 22 mai 1891, il revint me voir, se plaignant de douleurs dans la jambe droite, en partie sur le trajet du sciatique, en partie sur le trajet du nerf fémoral. Mais point de paralysie ; les réflexes tendineux sont normaux ; sensibilité à la douleur un peu augmentée. Toute la plante du pied est distinctement enflée ; dans la jambe gauche, point de modifications, pas plus que du côté des organes de la poitrine et de l'abdomen.

L'examen de l'urine a montré qu'il n'y avait ni albumine (réaction par le ferro-cyanure de potassium et l'acide acétique), ni sucre.

(1) *Revue de Médecine*, 1895.

Température 37°.

L'interrogatoire le plus soigneux n'a point prouvé que le malade eût subi un refroidissement de tout le corps ou des extrémités inférieures.

On lui fit prendre du salicylate de soude.

Le 24 mai, la douleur de la jambe droite a bien diminué, et la jambe gauche présente les mêmes phénomènes qui avaient été constatés auparavant dans la jambe droite. Les deux jambes sont extrêmement enflées jusqu'aux genoux.

L'examen des urines donna encore un résultat négatif : pâles. D = 1015.

Quantité = 1000 cc. et plus.

L'examen du sang a montré que le nombre des globules blancs et rouges, ainsi que la quantité d'hémoglobine sont à peu près normaux. Les globules rouges ne présentent point de modifications.

Jusqu'au 15 juin, le malade prit tantôt de la quinine, tantôt de la digitale, tantôt de la caféine, du salicylate de soude ou du fer. A la suite de chacun de ces remèdes, son mal ne faisait qu'empirer. Les œdèmes grandissaient rapidement.

Status du 15 juin. — Douleurs dans les jambes, œdème considérable. Les jambes, le scrotum, le prépuce, la peau du ventre, celle de la poitrine, la face sont extrêmement enflés. Une forte dyspnée ; le malade ne mange presque rien, l'intestin se vide tous les jours.

Ni albumine, ni sucre dans les urines qui sont fréquemment examinées. Quantité : 600 cc.

Beaucoup de liquide dans la cavité péritonéale ; la matité s'élève à 15 centim. au-dessus de l'ombilic. L'épanchement dans les plèvres empêche d'explorer le foie et la rate ; épanchement dans le péricarde. Œdème des bases pulmonaires.

A la face, œdème considérable avec lèvres cyanosées.

Respiration : 40 ; pouls : 110, petit, serré.

Température au-dessous de la normale : 36°5.

Grand œdème du prépuce, du scrotum avec hydrocèle double empêchant complètement l'évacuation de la vessie ; l'urine s'écoule par gouttes, aux grands efforts du malade. Le cathétérisme ne réussit pas ; on propose l'opération de l'hydrocèle par l'incision qui donne issue à dix litres environ de liquide transparent, jaunâtre, dont la plus grande partie vient de la cavité péritonéale, qui s'est vidée.

Soulagement considérable ; cœur travaillant faiblement, on administre au malade de la caféine et du camphre.

16 juin. — Soulagement considérable; l'urine s'évacue librement; point d'albumine.

L'anasarque, cependant, n'a pas diminué, et la cavité péritonéale devient le siège d'un épanchement plus considérable que le précédent et, vers le 20 juin, le malade se trouve dans le même état que le 15.

Alors, soupçonnant une endartérite oblitérante des vaisseaux de l'encéphale, qui n'avait pas encore eu le temps d'amener la destruction du parenchyme cérébral, je fis prendre à mon malade de l'iodure de potassium (3 gr. *prodie*). Les œdèmes diminuèrent rapidement et disparurent complètement au commencement du mois d'août.

Au mois de septembre, j'ai revu mon malade complètement guéri. Ensuite, il a quitté Kiew, et ce n'est qu'en 1894 que je l'ai rencontré à l'hôpital de Kiew, mais avec des phénomènes d'une hémiplégie gauche.

Status du 21 décembre. — Point d'œdème. L'artère humérale est clairement sclérosée ; on remarque une certaine dilatation de l'aorte ascendante. J'avais tout lieu de croire que mes conclusions précédentes sur l'athérome des vaisseaux de l'encéphale étaient confirmées par les lésions athéromateuses de l'aorte et de l'artère humérale.

OBSERVATION XIII

(Tchirkow) (1).

Menuisier, entre à la Clinique, le 10 février 1894, se plaignant d'une faiblesse générale et d'un œdème des jambes, du corps, de la face, ainsi que de maux de tête. L'œdème débuta au mois d'octobre 1893. Domicilié à Kiew, travaille la plupart du temps dans son logement, ne manque de rien ; une fois par semaine boit de l'eau-de-vie et s'enivre parfois.

Status. — Taille, 1,65 ; poids, 49 kilogrammes. La face pâle

(1) *Revue de Médecine*, 1895.

distinctement œdémateuse. Les bras, la peau de la poitrine et celle du ventre aussi enflés ; un peu d'œdème aux extrémités inférieures. Le ventre est énorme, l'appétit assez bon, la digestion est régulière.

L'exploration de l'abdomen a démontré que le foie ne dépasse point le rebord costal ; la rate n'est point augmentée ; une collection de liquide dans la cavité péritonéale. Lorsque le malade se tient debout, la matité atteint l'ombilic ; la poitrine régulièrement développée, mais respiration fréquente et superficielle (25 à 30) ; les deux plèvres renferment du liquide dont les limites en avant sur la ligne mamillaire atteignent la 5e côte. La cavité du péricarde renferme aussi un épanchement ; la limite droite de la matité du cœur commence vers le bord droit du sternum.

Dans les poumons on entend distinctement un murmure vésiculaire au-dessus de l'épanchement, tandis qu'au niveau de l'épanchement on entend, mais faiblement, quelques râles humides. Les bruits du cœur sont nets, mais faibles ; le pouls, 75, les artères quelque peu dures ; température 36°5.

L'urine 1400 cc., jaune, faiblement acide, densité 1,006, seulement 12.6 d'urée et 4.2 de chlorures.

Toutes les réactions pour l'albumine donnent un résultat négatif. Point de sucre, le malade n'a ni crampes, ni paralysies. La sensibilité de la peau n'est point modifiée, réflexes patellaires augmentés.

Les os des jambes présentent des inégalités très sensibles à la pression, et particulièrement douloureuses la nuit (la périostite). La peau est pâle, de couleur terreuse, sèche ; sur la commissure de la lèvre inférieure une grande cicatrice blanche, étoilée, d'un cm. de diamètre ; une pareille cicatrice à la jambe gauche, adhérente aux tissus sous-jacents.

A la place de ces cicatrices il y avait eu, dans l'enfance, des plaies qui suppurèrent longtemps.

Le tissu cellulaire sous-cutané œdématié, surtout sur le tronc. Les bras sont aussi fort œdématiés, la face l'est un peu moins, et les jambes très peu. Le malade avait eu auparavant les cheveux très longs et très épais. Depuis le début des œdèmes, les poils ont à peu près complètement disparu sur la face et les organes génitaux ; les poils des moustaches et les cheveux sont devenus rares, mous, d'une nuance gris sale.

Depuis l'apparition de l'œdème, le malade souffre d'une complète impuissance. Pour l'examen on a pris le sang d'une incision faite au doigt de la main, à l'endroit le moins œdématié. Les globules sont examinés par le compte-globules Malassez et l'hémoglobine par le spectro-photomètre de Glan. Le 11 février, on a trouvé 1.400.000 globules rouges et 140,000 blancs, oxyhémoglobine 4,2910 %, hémoglobine réduite 2,5926 %; total, 6,8836 %. Il est évident que le nombre des globules blancs, aussi bien que la quantité de l'hémoglobine ne correspondent point à la quantité réelle, car il y avait trop de liquide épanché dans le sang.

Mais les modifications qualitatives de l'hémoglobine, qui étaient considérables, ne pouvaient dépendre de cet épanchement; l'hémoglobine était très réduite. On a répété l'examen du sang, et on a trouvé 1,310,000 globules rouges, 140,000 blancs, oxyhémoglobine 1,4720 %; hémoglobine réduite, 5,4562 %; total 6,9282 %. A cet examen la quantité d'hémoglobine réduite fut énorme.

L'anamnèse du malade est très courte. Il avait eu, dans son enfance, une plaie suppurante à la lèvre inférieure et, à 12 ans, des plaies pareilles à la jambe. Deux fois il avait eu une fièvre intermittente, mais de courte durée. Les jambes lui faisaient souvent mal, mais le malade attribuait ceci au refroidissement et au rhumatisme. Au mois d'avril 1893 des maux de tête et des vertiges et, depuis le mois d'octobre apparurent les œdèmes, qui se développèrent peu à peu en débutant par le tronc.

Diagnostic. — Œdème sans albuminurie avec des épanchements dans la cavité, développés sur le terrain de l'ancienne syphilis.

Pendant son séjour à la clinique de la Faculté, qui a duré depuis le 11 février jusqu'au 26 mars, le malade fut atteint d'une pneumonie du lobe inférieur droit dont il souffrit huit jours (15-23 février). La pneumonie fut légère et la température maxima n'était que de 38°3.

Elle se distinguait de la forme ordinaire par l'absence de la toux et des douleurs dans le côté et parce que le foyer pneumonique présentait toujours beaucoup de râles humides à bulles moyennes. Depuis le 15 février on administra au malade l'iodure de potassium, 1,5 gr. par jour; presque dès les premiers jours de son entrée à la Clinique les œdèmes diminuèrent.

L'examen du sang, fait le 28 février, démontra :

2,500,000 globules rouges, oxyhémoglobine 4,4408 %; hémoglobine réduite 2,1928 %; total, 6,6336 %.

Pendant ce temps il eut une anasarque de peu d'importance, et une certaine quantité de liquide dans la plèvre et le péritoine. L'urine était de 900 à 1,500 cc., la quantité de l'urée de 10 à 20. Chlorure, 10,2; l'urine n'avait ni sucre ni albumine. Les plèvres étaient libres, les poumons normaux, mais le cœur droit un peu dilaté; la matité du cœur droit commençait par le bord droit du sternum. Point de céphalalgie ni de maux de jambe; point de vertiges; 3,690,000 globules rouges 5,7754 % d'oxyhémoglobine; 2,6318 % d'hémoglobine réduite; point de méthémoglobine, total, 8,4072 %. Poids du malade 46,06 kilogs. Le malade quitte la clinique avec une quantité d'hémoglobine plus grande qu'à son entrée, comme on le voit d'après les chiffres ci-dessus, mais bien que les œdèmes eussent disparu complètement, la quantité d'hémoglobine réduite était toujours grande. La quantité de l'urée avait augmenté, et on pouvait croire que la nutrition de l'organisme s'était améliorée, sans devenir normale toutefois.

J'ai voulu savoir en quel état serait la formation de l'hémoglobine, à condition d'une meilleure absorption d'oxygène, c'est pourquoi j'ai conseillé au malade, à la sortie de la clinique, de ne pas travailler, de prendre l'air le plus souvent, de manger plus de viande et de prendre le fer (ferro-citrate de quinine 0,4 par jour). Ce régime fut suivi depuis le 26 mars jusqu'au 1er mai.

L'examen du sang fait le 1er mai démontra : 3,150,000 globules rouges; 4,7724 % d'oxyhémoglobine; 1,6106 % d'hémoglobine réduite, total, 6, 3830 %.

J'ai remarqué en même temps l'apparition des œdèmes, par conséquent le total de l'hémoglobine n'était point exact, mais le rapport entre l'oxyhémoglobine et l'hémoglobine réduite était déjà à peu près normal. Depuis le 1er mai, le malade prend de grandes doses d'iodure de potassium (2,5 par jour), et à l'examen du sang, le 8 mai, on obtient 3,370,000 globules rouges,

8,4022 °/₀ d'oxyhémoglobine ; 0,9330 d'hémoglobine réduite, total, 9,3412 °/₀. Les œdèmes ont complètement disparu ; les poils ont poussé et sont devenus plus épais, le cœur droit est encore dilaté, l'impuissance a disparu.

OBSERVATION XIV

(Tchirkoff) (1).

Médecin L..., 57 ans, entré à la Clinique de la Faculté, le 2 novembre 1894 ; d'une bonne constitution, taille 1 m. 64, poids, 66,3 kilogs. Mène une vie assez régulière, travaille beaucoup comme médecin, ne boit guère de vin, dîne toujours à temps, jouit d'un bon logement. Le 16 octobre 1894, il prit froid et remarqua le même jour un œdème de la face et du cou ; le 17, l'œdème descendit au-dessus des clavicules ; le 19, œdème des bras, ensuite celui du tronc, et le 26 œdème considérable des jambes.

Status. — La face du malade fortement gonflée, de même que les paupières. Le cou est très gros, et au-dessus des clavicules on voit un grand œdème du tissu cellulaire sous-cutané. Le tronc et les bras sont bien enflés, mais le côté gauche est plus enflé que le droit.

Les jambes ne sont enflées que par places et surtout dans leurs parties supérieures. On voit dans plusieurs endroits de la poitrine, des taches très rouges, arrondies, de 1 à 2 centim. de diamètre. Ces taches sont indolores, un peu élevées au-dessus du niveau de la peau et composées d'un filet épais de petites veines dilatées, remplies de sang. On voit plus de ces taches sur le côté gauche que sur le droit, mais sur le côté droit de la poitrine on voit beaucoup de veines de grand calibre. L'aspect général du malade, déshabillé, offre une extrême disproportion ; des jambes très minces supportent un gros tronc avec un cou énorme et une grande tête ; la poitrine est couverte de taches ci-dessus mentionnées, tout le côté droit couvert de veines très dilatées. L'appétit est bon, mais la déglutition est gênée, et il semble au malade qu'il a la gorge sèche et rétrécie. L'examen de la gorge montre l'œdème de la

(1) *Revue de Médecine*, 1895.

muqueuse de l'isthme du gosier. La digestion stomacale est assez bonne, mais deux ou trois heures après le repas commence le gargouillement dans le ventre et un météorisme de l'abdomen. Le malade souffre de constipation. Le foie et la rate ne sont ni augmentés, ni douloureux ; la cavité péritonéale ne renferme point de liquide.

L'urine 1,800 cc., transparente, pâle, son poids spécifique 1011, contient 22.5 d'urée, 11,9 de chlorures, point d'albumine, ni sucre. Les poumons normaux. Point de liquide dans les plèvres. Un catarrhe bronchique sans importance.

Les limites de la cavité du cœur ne sont pas agrandies, mais au milieu du sternum on trouve une ligne de matité, correspondant à l'endroit d'insertion du médiastin. Point de matité dans la région de l'aorte ascendante. Les bruits du cœur nets, le pouls dur : 78 pulsations.

La courbe sphygmographique présente une onde, correspondant au pouls athéromateux, c'est-à-dire (elle n'est pas haute) privée d'ondulations élastiques, et a un caractère anacrotique. Pour analyser le sang, j'en ai pris au doigt du pied, où il y avait le moins d'œdème. L'examen donna : 5,5858 °/₀ d'oxyhémoglobine ; 1,9952 °/₀ d'hémoglobine réduite ; total, 7,581 °/₀ ; le nombre des globules rouges 4,220,000, celui des blancs normal. Température moyenne du corps 36°4. Point de crampes, ni de paralysies aucun trouble dans la coordination des mouvements.

La sensibilité de la peau abaissée dans les endroits œdématiés, mais égale sur les deux moitiés symétriques du corps.

Anamnèse. — Le malade dit que, le 16 octobre 1894, il avait pris froid, s'étant trouvé près de trois heures dans les champs et, depuis ce temps des œdèmes considérables sur la face et le tronc s'étaient montrés. Mais un examen plus attentif a prouvé que l'œdème de la tête et du cou s'était montré bien avant vers la moitié de septembre, alors qu'il ne pouvait aucunement se refroidir.

Cependant, il y a six ans, souffrant d'une syphilis incontestable, il s'était fait 16 frictions d'onguent gris de 2.0 chacune après quoi il ne s'était plus traité.

Diagnostic. — Un œdème sans albuminurie, suite d'une affection syphilitique du centre vaso-moteur. On administra au malade de l'iodure de potassium (2.0 par jour) et, vers le 13 novembre, les œdèmes diminuèrent considérablement. L'examen du sang donna le même jour : 7,4934 % d'oxyhémoglobine ; 0,7554 % d'hémoglobine réduite ; le nombre des globules (4,070,000) restait le même, tandis que la quantité de l'hémoglobine avait augmenté, et ce qui s'était modifié le plus, c'était le rapport entre l'oxyhémoglobine et l'hémoglobine réduite ; la quantité de cette dernière était normale. La quantité de l'urine, 1,350 cc. ; son poids spécifique 1015, l'urée 28,45, chlorures 8,77. Le poids du malade avait diminué de 5 k. 300, ce qui peut être attribué à la diminution des œdèmes.

Vers le 20 novembre, le malade commença à tousser davantage ; quoique la température restât normale on pouvait constater de la matité dans la partie inférieure du poumon droit et un affaiblissement du murmure vésiculaire. On constata la présence d'un épanchement dans la plèvre droite. En même temps on a remarqué que l'anasarque avait diminué, et que les taches veineuses sur la poitrine avait visiblement pâli ; quant aux veines de grand calibre elles étaient devenues plus visibles, plus grandes et plus nombreuses.

Vers le 28 novembre, l'épanchement dans la plèvre atteignit le niveau de la 3e côte sur la ligne mamillaire et n'augmenta plus.

Depuis ce jour on administra au malade des frictions d'onguent gris de 2,0 par jour.

Status du malade du 6 décembre. — Œdème de peu d'importance du bras gauche, formant une raie sur le bord externe du cubital. Point de modifications dans le cœur, ni dans les poumons. Ce n'est qu'à grand'peine qu'on peut constater un épanchement dans la plèvre droite. Sur le côté gauche de la poitrine, les taches avaient presque complètement disparu et présentaient la forme d'une rougeur sans limites bien nettes ; chaque tache est parcourue de deux ou trois veines inégalement dilatées.

Les veines de grand calibre sur le côté droit de la poitrine sont encore visibles, mais moins nombreuses.

L'examen du sang montra qu'il y avait plus d'hémoglobine ; 9.6288 % d'oxyhémoglobine ; 2,7030 % d'hémoglobine réduite ; total, 12,332 %.

La corrélation entre l'oxyhémoglobine et l'hémoglobine réduite est plus près de la normale, mais il y a encore trop d'hémoglobine réduite. Le poids du malade avait diminué d'un kilogr. La quantité de l'urine 1,520 cc, son poids spécifique 1012, 25,8 d'urée, 11,4 de chlorures. Le 15 décembre, le malade quitta la clinique, n'ayant plus d'œdème.

OBSERVATION XV

(Ter-Avetissow).

Cas analogue de Ter-Avetissow, de la clinique de Karkow.

L'auteur n'a pas retrouvé la syphilis dans les antécédents de son malade. En revanche, un examen minutieux lui a prouvé l'existence de céphalalgie nocturne et d'une périostite du tibia.

Du reste, le traitement par l'iodure et le mercure a donné un brillant résultat.

OBSERVATIONS XVI et XVII

Deux cas d'œdèmes chroniques sans albuminurie

(Tchirkoff) (1).

Dans ces deux cas, les œdèmes se bornent aux extrémités inférieures et à un épanchement insignifiant dans la cavité péritonéale :

1° Le premier malade présente à la jambe des cicatrices produites par d'anciens ulcères qui font supposer une ancienne syphilis; sous l'influence de l'iodure de potassium l'œdème disparaît au bout de quinze jours ;

2° Le deuxième malade est atteint d'une syphilis viscérale incontestable ; le foie est un peu gros et la surface n'en est pas complètement lisse. Il est aussi traité par l'iodure, les œdèmes disparaissent mais plus lentement (2 mois).

Ces observations, aussi rares qu'intéressantes, constituent une preuve à peu près certaine de l'exis-

(1) *Revue de Médecine*, 1895.

tence de l'œdème syphilitique. Dans quelques cas, la syphilis a été évidente, dans d'autres, elle n'a été qu'hypothétique, mais dans tous le traitement spécifique, excellent criterium clinique, a eu un double effet bienfaisant, puisqu'il en a amené la prompte guérison et prouvé l'origine qu'un examen attentif des divers organes n'avait pas permis d'entrevoir.

ETUDE CLINIQUE

L'œdème syphilitique existe ; comment se manifeste-t-il cliniquement et a-t-il une symptomatologie capable de le distinguer absolument de l'œdème en général?

Nous devons nous demander au préalable à quelle époque de la syphilis cet œdème apparaît. Sur ce point, rien de précis ne se dégage de l'étude des observations: il peut être précoce, et se montrer au commencement ou dans le cours de la période secondaire. Il coïncide alors avec d'autres lésions secondaires, plaques muqueuses, le plus souvent, qui permettent d'en affirmer la nature. Il peut être aussi tardif et apparaître chez des syphilitiques guéris de leurs accidents secondaires. Enfin, quelquefois, il n'est pas possible de le rattacher à aucune période, il est l'unique manifestation de l'infection syphilitique, le traitement, seul, dans ce cas, en fait connaître la véritable cause en amenant sa prompte disparition.

Quoiqu'il en soit, on peut en distinguer deux variétés: l'une, généralisée (Tchirkoff), l'autre, localisée (Hutchinson, Gravirowski, en France, M. le professeur Teissier).

I. — La première constitue ce que le professeur de Kiew appelle une nouvelle forme intéressante de maladie, dont lui seul a parlé, qui se manifeste cliniquement par un œdème considérable, et dans laquelle on n'a pu découvrir, par aucun réactif, de l'albumine dans les urines.

Considérée au point de vue de sa symptomatologie propre, elle se présente sous deux aspects différents : l'un aigu, de par sa rapidité à évoluer et les énormes épanchements qui l'accompagnent ; l'autre chronique, plus lent dans sa marche, s'accompagnant de phénomènes trophiques et de paralysies veineuses, donnant aux membres un aspect rosé.

1° Les cas du premier groupe présentaient au complet le tableau de l'anasarque.

2° Ceux du deuxième, par leur aspect et le développement de leurs œdèmes, rappelaient absolument l'état des personnes atteintes d'œdème chronique.

Les uns et les autres, par leur marche, ont montré qu'ils ne rentraient dans aucune classe connue des œdèmes.

L'hypothèse d'une affection rénale n'était pas soutenable : l'albumine manquait absolument dans les urines. L'auteur reconnaît cependant que, dans les néphrites interstitielles, on rencontre quelquefois des urines sans albumine ; mais alors les malades présentent, à certains moments, des troubles urémiques graves avec une anasarque insignifiante : rien de tout cela chez les malades en question.

L'absence de troubles hématiques empêchait de songer à la chlorose ou à l'anémie, le nombre des globules blancs et rouges, ainsi que l'hémoglobine se trouvaient en proportion normale (Tchirkoff).

Le cœur ne présentait non plus aucune lésion capable d'expliquer ce phénomène, tout au plus une dilatation légère et passagère du cœur droit, n'existant même pas dans tous les cas, et un peu d'artério-sclérose.

Il n'y avait non plus ni cirrhose du foie, ni emphysème pulmonaire ; en revanche, le sang contenait beaucoup d'hémoglobine réduite, ce qui, d'après Tchirkoff, distingue absolument ces œdèmes de ceux qu'on observe dans l'anémie, la chlorose, l'anémie pernicieuse où il est difficile de trouver dans le sang aucune trace de réduction.

Il fallait donc chercher ailleurs la cause étiologique de ces hydropisies : l'auteur songea alors à la syphilis. Il administra de l'iodure à l'intérieur, le résultat fut parfait. La guérison fut rapide et le diagnostic confirmé.

II. — La seconde variété est représentée par l'œdème localisé et constitue l'œdème lymphatique syphilitique. Son siège, si nous en jugeons par les observations que nous avons pu nous procurer, affecte de préférence les membres inférieurs. Il s'installe insidieusement, ne causant aucune douleur, mais simplement une sensation de pesanteur et d'atonie musculaire plus ou moins marquée. La pression avec la pulpe du doigt n'est pas non plus douloureuse ; en revanche, les tissus déprimés conservent l'empreinte du doigt sous l'aspect d'un enfoncement cupuliforme, d'un godet, qui persiste fort peu de temps, la peau revenant parfois très vite sur elle-même. Il se localise à une portion de membre, à un membre entier ou, au contraire, atteint les deux jambes. Le plus souvent, la peau ne change pas d'aspect ; elle peut être pâle, lisse, ou, au contraire, légèrement rosée.

Par le toucher, on n'a souvent qu'une sensation confuse, plutôt dure, rénitente, et même il n'est pas rare de sentir à travers les téguments quelques cordons lymphatiques qui roulent sous le doigt explorateur; rien d'étonnant dans ce fait qui prouve simplement l'origine lymphatique de l'œdème. Le fait qu'on ne les sent pas n'infirme, du reste, en rien la théorie lymphatique, car, comme le dit Hutchinson, dans la majorité des cas, le diagnostic des obstructions lymphatiques ne peut être que soupçonné et dépend d'une considération sur l'absence d'autres symptômes satisfaisants. Le même phénomène s'observe souvent dans les phlébites (Vaquez).

L'absence d'albumine est la règle, et tous les organes paraissent cliniquement bien fonctionner.

Le diagnostic de l'œdème localisé, comme celui de l'œdème généralisé, est un de ces diagnostics qui s'imposent. La cause seule en est difficile à trouver.

Aux membres inférieurs, son siège le plus habituel, il fait songer soit à une affection cardiaque, soit à une affection rénale ou hépatique, capables l'une et l'autre d'engendrer un œdème unilatéral, soit à une affection cachectique. En dehors de là, les investigations doivent porter fréquemment sur le système veineux, qui peut être comprimé en un point quelconque de son trajet; très souvent alors la dilatation veineuse conduit au diagnostic. Il faut songer aussi aux diathèses, plus particulièrement à la goutte ou au rhumatisme. Mais si un examen attentif a permis de reconnaître une certaine hypertrophie ganglionnaire, si, d'autre part, il est permis de sentir rouler sous le doigt quelques cordons lymphatiques, il faut songer alors à l'œdème lymphatique et à une de ses causes les plus fréquentes : la syphilis. C'est alors qu'il faut étudier soigneusement le passé pathologique du malade, chercher minutieusement les stigmates syphilitiques, qu'il cache toujours le plus possible à son médecin, et qui, cependant, une fois trouvés, jettent un véritable trait de lumière sur le diagnostic. Enfin, si l'on ne trouve rien de tout cela, mais si l'on a des doutes, on instituera le traitement d'essai, qui rendra souvent les plus grands services.

En résumé donc, l'existence de l'œdème syphilitique est certaine ; il est remarquable surtout par sa brusque apparition, sa rénitence toute particulière et sa rapide disparition par le traitement (Teissier).

Un tel diagnostic n'est peut-être pas à l'abri de toute critique. Quelques esprits peu crédules nous objecteront, sans doute, qu'un œdème qui survient chez un syphilitique n'est pas forcément d'origine syphilitique. Mais pourquoi chercher en dehors de la syphilis la cause d'une affection qui s'offre d'elle-même à l'observateur et qui, faute d'autre, est suffisante pour l'expliquer, quelle que soit du reste la théorie que l'on admette? En se comportant de la sorte on nuirait au malade, puisqu'on lui refuserait le bénéfice probable d'une guérison rapide. C'est donc un diagnostic qu'il faut savoir faire. Aussi, toutes les fois qu'en clinique on se trouvera en présence d'une hydropisie dont la cause échappera, avant de songer à un œdème essentiel — le mot essentiel venant ici masquer notre ignorance — nous pensons qu'il est sage de songer quelquefois à la syphilis, et d'en rechercher attentivement les traces. Puis, celle-ci une fois reconnue, ou supposée, il faudra rapidement instituer le traitement mixte, dont l'effet sera merveilleux, à la grande joie du malade qui ne demandait pas autre chose à son médecin.

HISTORIQUE ET PATHOGÉNIE DE L'ŒDÈME EN GÉNÉRAL

Avant d'aborder l'étude pathogénique de l'œdème syphilitique, il nous a paru intéressant d'exposer aussi briévement que possible les diverses théories pathogéniques invoquées pour expliquer la production de l'œdème aux différents âges de la littérature médicale.

L'histoire de l'œdème peut être divisée en trois périodes :

La première s'étend depuis Hippocrate jusqu'à la Renaissance. Durant cette longue période, les théories les plus bizarres, dépourvues de base solide, fondées sur des spéculations purement subjectives, s'élèvent et disparaissent selon les idées physiologiques du temps. Hippocrate et ses disciples admettent différentes humeurs, parmi lesquelles ils comptent le phlegme et la pituite ; ils distinguent le leuco-phlegmasie qu'ils attribuent à une effusion du phlegme, de l'anasarque, qui, suivant eux, est due à une colliquation de la graisse et des chairs (Littré). Plus tard, Eristate, d'Alexandrie, attribue toutes les hydropisies aux maladies du foie, « cet organe par où tout le sang passe ». Galien partage cet avis : « Le foie, dans toute hydropisie, est affecté d'une intempérie froide à laquelle, pour traitement, il faut opposer une intempérie chaude. »

La deuxième période s'ouvre avec la Renaissance. Harvey découvre la circulation du sang en 1613, Aselli les chylifères en 1622, Rudbeck les lymphatiques en 1651. Durant cette période, qui se termine en 1623, les doctrines qui régnèrent peuvent être rapportées à deux groupes principaux. Pour les uns, l'œdème est lié à un trouble de la circulation veineuse ; pour les autres, il tient à une modification du cours de la lymphe. A la première théorie se rattache le nom de Richard Lorwer, élève de Harvey, qui, dans deux expériences remarquables, démontra l'influence de l'arrêt du cours du sang dans les veines sur la production de l'œdème. Mais ces expériences n'entraînèrent pas la conviction générale. Au contraire, la théorie lymphatique eut une vogue générale et, pendant longtemps, rencontra peu de contradicteurs. L'œdème se produisait, soit par rupture des lymphatiques et épanchement de la lymphe dans les tissus ambiants, soit par simple stase de cette humeur dans les vaisseaux qui la contiennent, stase résultant de leur compression, de leur obstruction ou de leur dilatation.

La publication des recherches de Bouillaud inaugure la troisième période, et la théorie veineuse est reprise et défendue avec vigueur ; c'est même la seule admise. « Si les maladies du système veineux, écrit Grisolle, sont une cause très efficace d'hydropisie, il n'en est pas de même des affections des lymphatiques. C'est, en effet, sans motif qu'on a regardé pendant longtemps l'altération des vaisseaux lymphatiques comme pouvant déterminer certains épanchements séreux. » Peu de temps après, Bright et Christison créent une nouvelle théorie pathogénique d'œdèmes : les œdèmes dyscrasiques, c'est-à-dire liés à une altération primordiale du sang. Un peu plus tard (1852), la découverte des vaso-moteurs par Cl. Bernard, puis les expériences de Brown-Sequard, Ranvier établissent d'une manière positive que la ligature pure et simple des veines ne suffit pas, et que l'intervention du système nerveux est absolument nécessaire. Enfin, les recherches histologiques récentes sur le tissu conjonctif et le système lymphatique, les travaux de Virchow, Ranvier, Renaut attirent l'attention sur les rapports de l'œdème avec le système lymphatique depuis longtemps perdus de vue, et jettent un jour tout nouveau sur ce côté de la question.

Quoi qu'il en soit de ces diverses théories pathogéniques, la physiologie nous apprend que le sang, en franchissant les capillaires, laisse filtrer à travers la paroi de ces conduits une portion de son plasma. Ce liquide se répand dans la trame des organes, baigne leurs éléments constitutifs, se modifie à leur contact, puis, repris par les racines veineuses et les voies lymphatiques, il rentre en définitive dans la masse générale du sang. Il s'établit donc un double courant, l'un exosmotique, l'autre endosmotique ; à l'état normal, ils sont dans un état d'équilibre parfait. Si cette harmonie est rompue, le liquide s'accumule dans l'intervalle des éléments et l'œdème est constitué. Ce fait peut se présenter dans deux conditions différentes :

1° Ou bien l'apport augmente, le départ restant le même ; c'est ce qui survient, d'une part quand la pression sanguine s'exagère dans les capillaires, d'autre part quand la diffusibilité du plasma est accrue.

2° Ou bien l'apport restant le même, le départ diminue. Ceci se réalise lors d'une entrave à la circulation veineuse ou lymphatique.

Il résulte de ces données que deux ordres de causes peuvent intervenir dans la production de l'œdème : d'abord des troubles mécaniques de la circulation soit sanguine, soit lymphatique, ensuite des altérations du sang propres à modifier sa diffusibilité ou à retentir secondairement sur les parois capillaires et en exagérer la perméabilité.

Nous n'avons pas la prétention de passer en revue toutes les théories pathogéniques de l'œdème ; il en est une seule sur laquelle nous allons insister quelque peu parce qu'elle nous conduira tout naturellement à une pathogénie simple de l'œdème syphilitique : c'est la théorie lymphatique.

Les recherches contemporaines de Virchow, Rigler, Cornil ont montré que les vaisseaux lymphatiques ont un rôle incontestable dans la production de certains œdèmes plus spécialement désignés sous le nom d'œdèmes lymphatiques. M. le professeur Renaut, dans sa thèse, a repris cette question ; il a démontré, en se basant sur des observations très probantes et des examens anatomo-pathologiques très précis que l'inflammation aiguë des vaisseaux et ganglions lymphatiques peut être suivie d'œdème, mais que c'est surtout à la suite des adéno-lymphangites chroniques que l'on peut voir survenir un gonflement œdémateux souvent considérable.

Boddaert a fait une série de publications sur l'œdème d'origine lymphatique. « Cette forme d'œdème, dit-il, n'est pas généralement admise dans la science. Mais la question n'a guère été adoptée par la voie la plus sûre, celle de l'expérimentation ; c'est cette lacune que nous avons essayé de combler. » Chez le lapin, il y a, des deux côtés de la région cervicale antérieure, un double système lymphatique : l'un, superficiel, est en rapport avec la veine jugulaire externe et ses divisions ; l'autre, profond, vient aboutir au ganglion cervical profond et accompagne la veine jugulaire interne et la carotide primitive. Chacun de ces systèmes se termine du côté de la partie inférieure du cou par un tronc lymphatique. En 1875, Boddaert expérimenta sur des jeunes lapins : les uns subissaient la ligature des veines jugulaires externes seules, les autres la ligature des mêmes veines et des troncs lymphatiques qui y sont accolés ; chez les premiers, l'œdème fit toujours défaut ; chez les seconds, on put toujours constater une infiltration œdémateuse.

Depuis, l'auteur a expérimenté sur des lapins

adultes ; il liait d'un côté du cou les deux veines jugulaires, de l'autre ces deux veines et les gros troncs lymphatiques ; l'œdème fut toujours plus considérable du côté de la ligature simultanée des veines et des lymphatiques ; dans quelques cas même il n'existait que de ce côté. Poussant plus loin ses expériences, il lia les quatre vaisseaux lymphatiques terminaux ; il produisit une infiltration œdémateuse dans une grande partie de la région antérieure du cou. L'autopsie n'a révélé aucun obstacle à la circulation veineuse (1892).

« La différence de l'œdème lymphatique d'avec l'œdème veineux, dit-il, se manifeste quand on opère comparativement des deux côtés du même animal. L'autopsie, pratiquée douze heures après l'opération, a montré du côté de la ligature des lymphatiques un œdème dans le tissu cellulaire entourant la veine jugulaire externe et ses divisions principales, ainsi que dans le voisinage du vaisseau et du ganglion lymphatiques profonds. L'œdème lymphatique s'établit plus rapidement et d'une façon plus constante ; il se localise mieux que l'œdème veineux. Ce n'est pas aux origines du système, du côté des vaisseaux les plus ténus, largement anastomosés entre eux, que s'est produit l'œdème lymphatique, mais plutôt le long des lymphatiques les plus volumineux, en amont de la ligature. »

Mais si l'obstruction des lymphatiques ne produit, le plus souvent pas d'œdème, c'est que les lymphatiques ont des communications collatérales encore plus nombreuses que les voies sanguines. Mais que l'on lie tous les lymphatiques d'une région, à l'instar de Boddaert, que l'on lie le canal thoracique, et l'on verra l'œdème apparaître ; les cas d'ascite chyleuse après obstruction du canal thoracique, d'œdème après extirpation massive ou suppuration des ganglions lymphatiques ont été souvent cités. Debaisieux a observé, chez une jeune fille, la suppuration des ganglions de l'aine des deux côtés ; d'un côté, deux ganglions seulement ont suppuré et il n'y a pas eu d'œdème ; l'autre membre, au contraire, dont les ganglions inguinaux avaient suppuré en grand nombre a présenté un œdème marqué et persistant. Cela tient, dit-il, à ce que la cicatrisation de ces ganglions a amené un obstacle notable à la circulation de la lymphe.

Riedel, en 1894, a publié deux cas d'œdème persistant avec éléphantiasis, à la suite de l'extirpation des ganglions lymphatiques. Ces cas malheureux l'ont même fait renoncer à l'extirpation totale des ganglions dans les adénites chroniques suppurées de l'aine. Pour lui, le traitement opératoire devra se limiter au simple curettage ou à l'extirpation de l'un ou l'autre ganglion superficiel, tandis que l'on se gardera bien d'enlever les ganglions profonds au risque d'interrompre plus ou moins complètement le courant lymphatique.

Une thèse de Berlin, intitulée « Œdème chronique du penis d'origine lymphatique » (1898), nous en fournit un autre exemple. Il s'agit d'un homme qui, deux ans auparavant, a subi l'extirpation radicale des glandes inguinales des deux côtés. Six mois plus tard, le penis commença à se tuméfier, sans présenter cependant aucun signe d'inflammation. L'auteur prétend que cette affection est vraisemblablement le résultat d'une occlusion des voies lymphatiques, consécutive à l'extirpation des ganglions inguinaux.

Les cas d'œdème du scrotum par compression des lymphatiques de l'aine sont fréquents, eux aussi.

Puis, en répétant sur les lymphatiques les expériences que Ranvier avait faites sur les veines et les nerfs des régions correspondantes, c'est-à-dire en joignant à l'occlusion des voies lymphatiques la section du sympathique cervical, on put voir que l'œdème était plus considérable du côté de la section. La découverte des muscles lisses et des nerfs dans les vaisseaux blancs est venue à propos pour expliquer l'effet produit, et le docteur Théaulon (1), dans sa thèse, inspirée par M. le professeur Lépine, prétend qu'il ne serait pas irrationnel d'admettre une participation du système nerveux dans certains cas d'œdème d'origine lymphatique, dont l'effet serait de faire subir aux vaisseaux blancs des modifications de calibre de nature à rendre laborieux l'écoulement de la lymphe. Comme Boddaert, il conclut nettement à l'existence d'un œdème lymphatique en regard de l'œdème veineux classique, et de celui qui est dû aux altérations dycrasiques du sang.

(1) THÉAULON. — Thèse de Lyon, 1897.

PATHOGÉNIE DE L'ŒDÈME SYPHILITIQUE

La théorie lymphatique de l'œdème, telle que nous venons de l'exposer, va nous être du plus grand secours pour interpréter l'origine de quelques œdèmes, dont la nature syphilitique est certaine. C'est à elle, du reste, que se rattachent la plupart des auteurs qui ont eu l'occasion de publier des observations : M. le professeur Teissier, Hutchinson, Gravirowski. Mais, avant de l'aborder, il nous a paru intéressant d'exposer, en quelques mots, la théorie pathogénique de Tchirkoff, trop simple, peut-être, étant donnée la complexité de la question.

Nous avons reproduit les observations les plus probantes que cet auteur a publiées, et qui concernent plus particulièrement des malades atteints d'œdème généralisé. Un examen clinique attentif n'a rien révélé d'anormal du côté des organes dont les lésions produisent d'ordinaire l'hydropisie ; la cause en était donc ailleurs. L'auteur attribua la cause des œdèmes chroniques à une altération des nerfs vaso-moteurs. Puis il prétendit que si l'affection des nerfs vaso-moteurs, dans leur trajet, n'amène qu'un œdème partiel des membres, l'affection des centres vaso-moteurs devait amener des œdèmes généraux.

Le raisonnement suivant l'a conduit à cette théorie pathogénique :

1° Sous l'influence de quelques causes inconnues, il était survenu une modification profonde du sang et, comme résultat,

2° Une lésion des parois vasculaires devenues perméables au sérum sanguin.

Mais le fait que l'hémoglobine et les globules n'étaient pas modifiés (Tchirkoff) ruinait la première hypothèse. Quant à la deuxième, elle serait excessive, puisqu'il faudrait admettre une lésion vasculaire très étendue pour expliquer une hydropisie si considérable. Restait donc la troisième hypothèse ;

3° Un trouble profond du côté des vaso-moteurs.

Cette pathogénie a au moins un mérite : c'est celui de s'appliquer à tous les cas et d'être la même pour tous. Entre eux, il n'y a que la différence du plus au moins. Pour les cas aigus, la rapidité du développement de l'œdème, sa généralisation et la lésion des cavités prouvaient que l'affection siégeait non sur le trajet des vaso-moteurs, mais dans le centre même ; alors, se basant sur des analogies, Tchirkoff conclut qu'il avait affaire à des modifications syphilitiques des vaisseaux de l'encéphale.

Pour donner à sa théorie pathogénique encore plus de valeur, l'auteur crut bon de citer le cas d'un malade, âgé de 35 ans, qu'il présenta, en 1880, à la Société physico-médicale de Moscou et qui, tous les jours à midi, et durant une demi-heure, présentait une sueur abondante, coulant à flots. Il expliqua alors ce fait par une lésion des centres sudoraux et non des centres vaso-moteurs. Il lui administra de la quinine, du fer, de l'arsenic, mais sans résultat; le malade ayant avoué une syphilis ancienne, il lui fit prendre de l'iodure de potassium, qui arrêta les sueurs.

En concluant il dit:

Ces œdèmes sont d'origine vaso-motrice et peuvent être nommés des œdèmes vaso-moteurs généraux.

Dans la plupart des cas, il sont d'origine syphilitique et cèdent au traitement par l'iodure et le mercure.

Toutefois, il ne nie pas une autre origine et ajoute parfaitement que, dans les maladies infectieuses, tout comme dans la syphilis, les toxines peuvent causer, dans le centre vaso-moteur, des modifications analogues à celles qui se rencontrent dans les paralysies diphtériques, par exemple. Dans ces cas, bien entendu, on ne peut rien attendre du traitement mixte.

En tous cas, « il est inutile de dire, ajoute-t-il, que les œdèmes généralisés sans albuminurie ne peuvent point dépendre de quelques modifications dans les vaisseaux lymphatiques, vu que leur fonction absorbante est nulle en comparaison de celle des veines. Cependant, il faut prendre en considération l'opinion d'Unna, que soit le spasme vaso-moteur des petites veines, soit l'élévation de la tonicité de ces veines dans la paralysie vaso-motrice, est pour quelque chose dans l'origine de ces œdèmes. L'étude de ces œdèmes névropathiques prouve qu'ils coexistent toujours avec les paralysies vaso-motrices ».

Cette théorie pathogénique, très ingénieuse, a l'avantage de pouvoir expliquer tous les symptômes d'une façon satisfaisante. Elle a pour elle l'action du virus syphilitique sur le système nerveux et toutes les affections — vertiges, convulsions, céphalée, épilepsie, névrites, paralysies — qu'on lui a attribuées en les multipliant comme à plaisir, sans voir si dans tous ces cas, la syphilis intervenait à titre de cause ou de coïncidence. Mais, pour être démontrée exacte, il lui faudrait les preuves anatomo-pathologiques de l'autopsie : celles-ci manquent absolument. Elle n'a donc que la valeur d'une hypothèse et, à ce compte, mérite la critique.

Tout d'abord, elle est dépourvue de fondement anatomique. L'auteur, hanté, pour ainsi dire, par ses troubles vaso-moteurs, oublie même les troubles hématiques, qu'il a pourtant relatés dans ses observations, qui toutes, mentionnent une diminution très grande du nombre des globules La quantité toujours exagérée d'hémoglobine réduite n'a-t-elle pas son importance, et ne constitue-t-elle pas une probabilité en faveur de la cachexie (Teissier). Ces quelques faits, sans parler du rôle du sérum, qui est si en honneur aujourd'hui, mais dont on ne connaît pas exactement les effets, ont au moins le mérite de montrer que la question est plus délicate à trancher que ne le prétend Tchirkoff. Aussi, tout ce que nous ferons, nous aussi, consistera à émettre des hypothèses, que nous baserons sur des faits scientifiques.

Quelques esprits critiques pourraient voir, par exemple, la cause de ces œdèmes dans une lésion rénale, primitive ou d'origine syphilitique, l'absence d'albumine dans les urines ne constituant pas une preuve certaine, depuis que l'on a décrit des néphrites sans albumine et que l'on traite quelques néphrites par l'iodure de potassium. Au fait, les lésions rénales et l'albuminurie ne sont pas des conditions pathogéniques de l'anasarque, mais des éléments morbides liés, quand ils coexistent, à une même cause générale et supérieure, à savoir l'état dyscrasique du sang qui caractérise un certain groupe d'états morbides.

Dès lors, en admettant que ces œdèmes guéris par le traitement spécifique soient nettement syphilitiques, pourquoi nier des troubles hématiques qui existent cependant? Il n'y a rien là, du reste, d'extraordinaire, mais une façon simple d'expliquer les choses. L'anémie syphilitique existe: elle peut être précoce, disparaître au bout de peu de temps; mais aussi elle est susceptible de se reproduire, de s'aggraver même à mesure que des symptômes syphilitiques nouveaux, souvent profonds et invétérés, se succèdent ou s'ajoutent les uns aux autres. Les recherches récentes de Yaveine (1) ont montré, en effet, que le sang subit, dans la période secondaire, des varia-

(1) Yaveine. — Thèse de St-Pétersbourg, 1896.

tions importantes : diminution du nombre des hématies, diminution de leur teneur en hémoglobine. Ces altérations du sang sont précisément celles que l'on rencontre dans la chlorose ; dans les deux cas alors le mécanisme suivant lequel se produirait l'œdème serait identique et ce serait toujours à un trouble de la stase sanguine que devrait être rapporté le flux séreux répandu dans la trame conjonctive et, dans les deux cas, l'hydropisie se développerait sous l'influence d'un état pathologique déjà constitué et n'en serait que la manifestation secondaire. Le traitement viendrait encore renforcer l'analogie, l'œdème syphilitique disparaissant avec la médication spécifique, l'œdème chlorotique avec les préparations martiales. Quant aux conséquences, elles seraient encore les mêmes, puisque, dans la syphilis comme dans la chlorose, en même temps que disparaîtraient les œdèmes, les hématies reviendraient à leur chiffre normal, leur teneur en hémoglobine se régulariserait.

Les éléments du problème sont donc plus complexes qu'on ne l'aurait cru de prime abord, et si l'on ne doit pas perdre de vue qu'il existe une cause morbide supérieure préexistante, qui consiste le plus souvent en une altération du sang, on ne doit pas oublier non plus que, pour produire l'anasarque, il faut encore l'opportunité morbide individuelle, aidée de circonstances extérieures, qui ne jouent plus alors que le rôle de causes occasionnelles. Le cancer, la tuberculose, l'arthritisme, toutes les affections diathésiques ou cachectiques, en un mot, créent cette opportunité ; la syphilis peut fort bien la créer.

C'est pourquoi l'on pourrait appliquer à l'anasarque syphilitique la théorie que le Dr Lascols (1) attribue à l'anasarque sans albuminurie, ni lésions viscérales. « Il faut un sujet prédisposé : sous l'influence d'une cause occasionnelle, le froid par exemple, se produisent une infection générale légère et une perturbation nerveuse assez intense. Dès lors, les toxines microbiennes agissent sur l'organisme ; la nutrition troublée peut créer des produits toxiques ; l'élimination entravée, les fonctions de la peau brusquement inhibées permettent l'accumulation de substances perturbatrices des nerfs périphériques et des muscles lisses des vaisseaux ; les liquides intertissulaires modifiés sont placés dans des états osmotiques anormaux. Les conditions pathogéniques de l'œdème sont créées. »

Nous laisserons à Tchirkoff la responsabilité de sa théorie pathogénique ; elle correspond, du reste, à un œdème particulier, l'œdème généralisé dont lui seul a parlé et que nous ne pouvions passer sous silence. L'étude que nous en avons faite nous en a montré l'insuffisance scientifique. Nous lui reprocherons également le maigre rôle qu'il fait jouer aux lymphatiques, dont la fonction absorbante n'est pas nulle, comme il le prétend, avant d'aborder la théorie lymphatique des œdèmes syphilitiques. Cette théorie, plus terre à terre, est

(1) Dr Lascols. — Thèse de Lyon, 1897-98.

au moins capable d'expliquer parfaitement quelques cas d'œdèmes localisés, tout en s'appuyant sur des preuves certaines.

« Le virus syphilitique, dit L. Jullien, ne porte pas indirectement son action sur tous les tissus; primitivement du moins, ses lésions ont pour siège exclusif le vaste réseau de substance conjonctive qui enlace le corps entier, double en si grande abondance les enveloppes cutanées et muqueuses. Grâce aux travaux de Remak, qui nous ont appris la genèse distincte de cette substance conjonctive, nous pouvons dire que la syphilis est une maladie spéciale au feuillet moyen du blastoderme et au feuillet conjonctivo-vasculaire. »

La clinique semble répondre dans une certaine mesure à cette théorie ; Weill, de Heidelberg, et Wewer ont signalé les premiers le gonflement de la rate (1874) ; l'hypertrophie des follicules clos bucco-pharyngés, des amygdales est fréquente; enfin, les lésions des ganglions lymphatiques, dont le volume est en raison inverse de la gravité des accidents postérieurs, sont d'observation absolument vulgaire. Les ganglions lymphatiques sont, en effet, le siège d'une tuméfaction et d'une induration, et cela non plus dans la région correspondant au chancre, mais encore dans les régions les plus diverses. Ces adénopathies multiples sont quelquefois sous la dépendance d'une lésion locale de la peau ou des muqueuses, mais le plus souvent elles traduisent l'infection générale de l'économie par le virus syphilitique ; à la nuque elles constituent le pouls de Ricord. De plus, le système lymphatique n'est pas seulement affecté à la période primitive, mais aussi dans les périodes secondaire et tertiaire, et cela souvent à un très haut degré.

Et puis les lymphopathies syphilitiques ne consistent pas toujours uniquement en adénopathies. Quelquefois aussi les lymphatiques qui aboutissent aux ganglions se tuméfient et s'indurent. L'engorgement spécifique de ces vaisseaux est constitué de la même façon et subit le même processus que celui des ganglions, c'est-à-dire qu'il est indolent ou aphlegmasique

L'étude pathogénique que nous avons faite de l'œdème lymphatique nous a amené à lui reconnaître une triple origine, mécanique, vaso-motrice et dyscrasique. La théorie mécanique s'applique parfaitement à l'œdème syphilitique, que l'on peut fort bien expliquer par une obstruction des troncs au niveau de l'aine, par exemple, pour les membres inférieurs, résultant elle-même d'une compression ganglionnaire ; elle est défendue par M. le professeur Teissier. Mais là, tout de suite, une objection se présente : pourquoi, en effet, cet œdème est-il si rare étant donnée la fréquence de l'hypertrophie ganglionnaire qui, parfois, est considérable ? C'est qu'il faut quelque chose de plus, et ce quelque chose est le plus souvent la lymphangite concomitante, relatée dans quelques observations et dont l'absence souvent n'est qu'apparente. Ajoutée à l'hypertrophie ganglionnaire, elle devient une cause sérieuse d'obstruction lymphatique et,par suite,d'œdème. De plus, les nerfs peuvent être atteints eux aussi, il en résulte alors une pathogénie complexe où toutes les causes invoquées peuvent agir isolément ou simultanément, suivant les cas.

En présence de faits aussi disparates, il n'est pas possible d'admettre absolument une théorie au détriment d'une autre. Du reste « en pareille matière toute doctrine pathogénique est hypothétique en théorie, inutile en pratique et insuffisante en réalité, car il n'existe pas un seul groupe d'œdèmes, si simple qu'en paraisse le déterminisme, auquel on soit en droit d'assigner une origine univoque, une cause simple » (Dupré). Force est donc d'admettre, à côté de l'œdème syphilitique d'origine lymphatique, dont l'existence est certaine et qui explique d'une façon satisfaisante les œdèmes qui se localisent à un membre ou à un segment de membre, un œdème d'origine veineuse. L'un et l'autre se produisent du reste de la même façon et reconnaissent une triple cause : mécanique, vaso-motrice ou dyscrasique.

CONCLUSIONS

I. — Nous désignons sous le nom d'œdème syphilitique, l'infiltration séreuse du tissu cellulaire survenant chez un syphilitique indemne de lésions cardiaque, rénale ou hépatique, et cédant rapidement au traitement spécifique.

II. — Cet œdème existe ; les quelques observations que nous avons pu recueillir le prouvent d'une façon évidente.

III. — Il est précoce ou tardif dans son apparition, et revêt deux formes cliniques : l'une, généralisée (Tchirkoff), qui évolue soit d'une façon rapide et s'accompagne alors d'énormes épanchements dans les séreuses, soit d'une façon chronique; l'autre, localisée (M. le professeur Teissier, Hutchinson, Gravirowski).

IV. — Sa pathogénie, comme celle de l'œdème en

général, est fort complexe. Toutefois il semble possible de rattacher l'œdème généralisé à une cause dyscrasique, et d'attribuer à l'œdème localisé une origine lymphatique, de préférence mécanique (M. Teissier.)

72.915. — Imp. A. Waltener. — P. Legendre et Cie, Suc. Lyon.

www.ingramcontent.com/pod-product-compliance
Ingram Content Group UK Ltd.
Pitfield, Milton Keynes, MK11 3LW, UK
UKHW012254240726
13966UKWH00004B/1408